வைட்டமின்கள்

வி.எஸ்.ரோமா

ISBN 978-1-63873-215-0

பொருளடக்கம்

1

<hr>

வைட்டமின் என்றால் என்ன-

வைட்டமின்கள் எனறால் தயார் நிலையில் நமது உடலுக்கு தேவைப்படும் உணவுச் சத்துகள் என்று கூறலாம். வைட்டமின்கள் பொதுவாக மிகக் குறைந்த அளவில்தான் நமது உடலுக்குத் தேவைப்-படுகின்றன. அந்த மிகக் குறைந்த அளவும் கிடைக்காதபோதுதான் அவற்றின் பற்றாக்குறையால் மனித உடல் பலவிதமாக பாதிக்கப்படுகி-றது.

வளர்ச்சி, பழுதுபார்ப்பு மற்றும் ஆரோக்கியம் பேணுதல்,

அவற்றுக்குத் தேவையான ஆற்றல் - இவைதான் மனித உடலின் அடிப்படைத் தேவைகள்.

மனித உடல் பலவகையான திசுக்களால் ஆனது என்றாலும் அவற்றுக்-கெல்லாம் அடிப்படையாக இருப்பது செல்கள்தான். இந்த செல்களில் நிகழும் பல்லாயிரக்கணக்கான வேதிவினைகள்தான்

மனித உடலின் வளர்ச்சிக்கும், பழுதுபார்ப்பு மற்றும் ஆரோக்கியம் பேணுவதற்கும், அவற்றுக்குத் தேவையான ஆற்றலைப் பெறுவதற்கும் காரணமாக இருக்கின்றன.

உடலின் வளர்ச்சி, பழுதுபார்ப்பு மற்றும் ஆரோக்கியம் பேணுவதற்கு புர-தம், கொழுப்பு, வைட்டமின்கள், தாதுப் பொருட்கள் போன்ற பலவகை-யான பொருட்கள் தேவைப்படுகின்றன. உண்ணும் உணவிலிருந்து உடல் இவற்றைப் பெறுகின்றது.

உடலின் மற்ற செயல்கள் நிகழ்வதற்கு தேவைப்படும் ஆற்றலைப் பெற

தரசமும், ஆக்சிஜனும் உடலுக்கு தேவைப்படுகின்றன. உண்ணும் உணவிலிருந்து தரசத்தை (மாவுப் பொருள்) உடல் எடுத்துக்கொள்கிறது. மூச்சுக் காற்றிலிருந்து தேவையான ஆக்சிஜன்எடுத்துக்கொள்ளப்படுகி-றது.

.

உணவிலுள்ள சத்துப் பொருட்களை அவற்றினுடைய சுத்தமான வடிவத்-தில் பிரித்தெடுக்க முடிந்தது. அதனால், இதுபோல சுத்தமான வடிவத்தில் பிரித்தெடுக்கப்பட்ட உணவுச் சத்துகள் உடலில் எவ்வாறு செயல்படு-கின்றன என்பதை மிகவும் துல்லியமாக பரிசோதித்தறிவதும் சாத்தியமா-னது.

இந்த உணவுச் சத்துகள் அவற்றின் சுத்தமான வடிவத்தில் பிரித்தெடுக்-கப்பட்டு அவற்றின் வேதியல் அமைப்புகளும் கண்டறியப்பட்டன.

அதேபோல, அவற்றை செயற்கையாக தயாரிக்கும் முறைகளும் கண்டறியப்பட்டன.

ஆனால், இந்த உணவுச் சத்துகளை மட்டும் அவற்றின் சுத்தமான வடி-வத்தில் தேவையான அளவுகளில் சோதனை பிராணிகளுக்கு கொடுத்து பரிசோதித்தபோது அவை விரைவிலேயே உடல் நலம் குன்றி உயிரிழப்-பதை ஆராய்ச்சியாளர்கள் கண்டனர்.

எனவே, இந்த உணவுச் சத்துகளைத் தவிர வேறு ஏதோ சில உணவுச் சத்துகளும் மிகவும் குறைந்த அளவில் உயிர் வாழ்க்கைக்கு கட்டாயமாக தேவைப்படுகின்றன

உயிர் வாழ்க்கைக்கு மிகவும் முக்கியமான ஒரு அமைனை (Amine - அமைன் என்பது வேதிப் பொருட்களில் ஒரு வகை) கண்டுபிடித்து விட்டதாக அவர்கள் நம்பினர். அந்த நம்பிக்கையின் அடிப்படையில் அந்தப் பொருளுக்கு விட்டமைன் என்று பெயர் சூட்டினர்.

அதைத் தொடர்ந்து மற்ற விட்டமைன்களைக் கண்டறியும் ஆராய்ச்சி முழு வேகமடைந்தது.

அதன் விளைவாக பல துணை உணவுக் காரணிகள் கண்டறியப்பட்டன.

பின்னர் அவற்றின் பெயர் வைட்டமின் என மாற்றப்பட்டது வைட்டமின் என்பது உடல் ஆரோக்கியத்திற்கு மிகவும் அவசியமாக தேவைப்படும் ஒரு சத்துப்பொருள். பெரும்பாலான வைட்டமின்கள் வளர்சிதை மாற்றச் செயல்களில் முக்கியப் பங்கு எடுத்துக்கொள்கின்றன. எனவே, வைட்டமின்கள் பற்றாக் குறையாகும்போது சில முக்கியமான வளர்சிதை மாற்றச் செயல்கள் நிகழாமல் போகின்றன. இதனால், உடல் பலவிதமாக பாதிக்கப்படுகிறது.

வைட்டமின்கள் அவை செயல்படும் விதத்தில் ஹார்மோன்களையும், என்சைம்களையும் ஓரளவு ஒத்திருக்கின்றன. ஆனால், அவை கிடைக்-கும் விதத்தில் வித்தியாசம்இருக்கிறது.

அதாவது, ஹார்மோன்களையும், என்சைம்களையும் நாம் உட்கொள்ளும் உணவிலுள்ள வேறு பொருட்களைப் பயன்படுத்தி உடலே தயாரித்துக்-கொள்கிறது. ஆனால், வைட்டமின்களை அது போல நமது உடலால் தயாரிக்க இயலாது. வைட்டமின்களைத் தயாரிக்கும் திறனை நமது உடல் இழந்து விட்டது.
எனவே, வைட்டமின்கள் அதே வடிவில் நமது உடலுக்குத் தேவைப்ப-டுகின்றன. அதாவது வைட்டமின்களைத் தயார் நிலையில் நாம் நமது உடலுக்கு வழங்க வேண்டியதிருக்கிறது. இதுபோல தயார் நிலையில் நமது உடலுக்குத் தேவைப்படும் ஊட்டச்சத்துகள் வைட்டமின்கள் என்று அழைக்கப்படுகின்றன.

இந்த காரணத்தினால் நமக்கு வைட்டமினாக இருக்கும் ஒரு பொருள் வேறு உயிரினங்களுக்கு வைட்டமினாக இருப்பதில்லை. அதாவது வேறு உயிரினங்களுக்கு அந்தப் பொருள் தயார் நிலையில் தேவைப்படுவ-தில்லை. உணவில் உள்ள வேறு பொருட்களிலிருந்து அந்த உயிரினங்-களின் உடலே அதை தயாரித்துக்கொள்ளும்.

எனவே, வைட்டமின்கள் எனறால் தயார் நிலையில் நமது உடலுக்கு தேவைப்படும் உணவுச் சத்துகள் என்று கூறலாம். வைட்டமின்கள் பொதுவாக மிகக் குறைந்த அளவில்தான் நமது உடலுக்குத் தேவைப்-படுகின்றன. அந்த மிகக் குறைந்த அளவும் கிடைக்காதபோதுதான்

அவற்றின் பற்றாக்குறையால் மனித உடல் பலவிதமாக பாதிக்கப்படுகிறது.

நோய் எதிர்ப்பு சக்தி முதல் வைட்டமின்கள் வரை... பழைய சோற்றில் இவ்வளவு நன்மைகளா?

பழைய சோறு

இந்தக் கோடைக் காலத்தை சுறுசுறுப்பாகவும் சூப்பராகவும் கடக்க பழைய சோற்றுக்குப் பழகுவோம்.

நம் உணவுப்பழக்கத்திற்கும் பருவ நிலைக்கும் எப்போதும் தொடர்புண்டு. குறிப்பாக நம் பாரம்பர்ய உணவுப்பழக்கங்கள் பருவநிலையை ஒட்டியே நாம் நம் உடலை எப்படிப் பராமரிக்க வேண்டும் என்று நமக்கு அறிவுறுத்துகின்றன. மாசி மாதம் வந்து விட்டது. இனி போகப் போக வெயிலின் தாக்கம் அதிகரித்துக்கொண்டே போகும் என்பதை நாம் அறிவோம். இந்நிலையில் எது மாதிரியான உணவுகள் இந்த கோடைக்காலத்தில் ஏற்றவை எனத் தேடுபவர்களுக்கு நல்ல செய்தி ஒன்றைச் சொல்லியிருக்கிறது அமெரிக்கன் நியூட்ரிஷியன் சொசைட்டி.

நீராகாரத்தை மேலை நாடுகளில் அட்டைப்பெட்டியில் அடைத்து விற்கிறார்கள். நம் பாரம்பர்ய உணவுகளில் ஒன்றான பழையது, நீராகாரம் என அழைக்கப்படும் பழைய சோறுதான் அது. அமெரிக்கன் நியூட்ரிஷியன் சொசைட்டி இதை சிறந்த காலை உணவு என்று அறிவித்திருக்கிறது. ஆனால் இதை நம் முன்னோர்கள் முன்பே தெரிந்து வைத்திருந்தார்களோ என்னவோ?

பழைய சோறு

நொதிக்கப்பட்ட 100 கிராம் பழைய சோற்றில் வெறும் 134 கலோரிகளே உள்ளன. நார்ச்சத்து, புரதம், சுண்ணாம்புச்சத்து அதிகம் இருக்கின்றன. அதே நேரம் கொழுப்பு மற்றும் மாவுச்சத்து குறைவதனால் இது மிகவும் சத்தான உணவாக மாறுகிறது.

இதில் வடித்த சாதத்தைவிட ஊட்டச்சத்து அதிகம் இருப்பது மற்றும் வைட்டமின் பி 12 உண்டாவது போன்ற காரணங்களினால் இது உடல் சோர்வைப் போக்கும் என்றும் கண்டறியப்பட்டுள்ளது.

சைவ உணவுப் பழக்கமுள்ளவர்களிடம் வைட்டமின் பி 12 குறைபாடு மிக அதிகமாக காணப்படுகிறது. அவர்களுக்கு பழைய சோறு வைட்டமின் குறைபாட்டை சரிசெய்யும். பழைய சோறு அமிலத்தன்மையைக் குறைப்பதால் அசிடிட்டி உள்ளவர்களுக்கு மருந்தாகிறது.

பழைய சோறு சாப்பிட்டால் குளிர்ச்சி, சளி பிடிக்கும் என்ற கருத்துகளுக்கு மாறாக, அது நோய் எதிர்ப்பு சக்தியை அதிகரிக்கும் எனவும் இந்த ஆய்வு தெரிவித்துள்ளது.

உடல் வெப்பத்தைக் குறைக்கும் இந்த நீராகாரம் மிகச் சிறந்த காலை உணவு. மலச்சிக்கல் உள்ளவர்களுக்கும் இது பயன் தரும்.

வடித்த சாதத்தைவிட சுண்ணாம்புச்சத்து, மெக்னீசியம், இரும்புச்சத்து மற்றும் பொட்டாசியம் போன்ற சத்துகள் இதில் பன்மடங்கு அதிகம். இதில் லேசாகப் புளிக்கும் தன்மை உருவாக லாக்டிக் அமிலமும் நுண்ணுயிர்களும் (பாக்டீரியா) காரணமாக இருப்பதால் நம் குடல் ஆரோக்கியத்திற்கு மிகவும் நல்லது.

வடித்த சாதத்தை ஒரு மண் சட்டியில் நீர் ஊற்றி இரவு முழுவதும் வைத்து விட வேண்டும். மறு நாள் காலை இதை நன்கு பிசைந்து, மத்தால் கடைந்த மோர் ஊற்றி, கல் உப்பு சேர்த்து பருகவும். மண் சட்டியில் நொதிக்க வைப்பதால் தனி மணத்தோடு பருகும்போதே குளுமையாக இருப்பதை உணரலாம்.

நீராகாரம் யாருக்கு?

சிறியவர் முதல் பெரியவர் வரை யார் வேண்டுமானாலும் இதை காலை உணவாக கோடைக் காலத்தில் பருகலாம்.

அஜீரணம் உள்ளிட்ட வயிறு சம்பந்தப்பட்ட பிரச்னை உள்ளவர்கள், காலை உணவு சாப்பிட்டால் சிரமமாக உணர்பவர்கள், உடல் எடையைக் குறைக்க டயட் இருப்பவர்கள், நீரிழிவு உள்ளவர்கள் கூட இதை அன்றாடம் சேர்த்துக்கொள்ளலாம்.

இந்தியாவில் 54 சதவிகிதம் பேருக்கு ரத்தச்சோகை இருக்கிறது என்று (NFHS -4) ஆய்வு கூறுகிறது. பழைய சோறு நொதிக்கவைக்கப்படுவதால் இரும்புச்சத்து 3.4 மி.கி அளவிலிருந்து 73.9 மி.கிராமாக உயர்கிறது. எனவே அவர்களுக்கும் இது கைகொடுக்கும்.

இந்தக் கோடைக் காலத்தை சுறுசுறுப்பாகவும் சூப்பராகவும் கடக்க பழைய சோற்றுக்குப் பழகுவோம்.

எலும்புகளும் பற்களும் வளர இதுதான் முக்கியக் காரணம். இந்த உயிர்சத்து குறைந்தால் கண் பார்வை மங்கும். நோய் எதிர்ப்பு சக்தி குறையும்

சில வைட்டமின்கள் மற்றும் அதன் நன்மைகள்

முறையான உணவுகள்தான் நம்முடைய வளர்ச்சிக்கு உதவுகின்றன. உடலுக்குத் தேவையான கார்போஹைட்ரேட்டுகள், புரதங்கள், கொழுப்பு, வைட்டமின்கள், தாதுப்பொருள்கள், நீர் போன்ற ஊட்டச்சத்துகளை உணவுகளின் வழியே நாம் பெறுகிறோம்.

ஃபோலிக் ஆசிட் : குழந்தையின் டிஎன்ஏ வளர்ச்சிக்கும், ரத்த விருத்திக்கும் இந்த வைட்டமின் பயன்படுகிறது.

இரும்புச்சத்து : உடல் வளர்ச்சிக்கும் சுறுசுறுப்புக்கும் பயன்படுகிறது.

வைட்டமின் D : உடலுக்கு அவசியம் தேவைப்படும் இது, சூரிய ஒளியில் இருந்து மட்டுமே கிடைக்கிறது.

மெக்னீசியம் : தசை, நரம்பு, தோல் இவைகளுக்கு அவசியமானது.

வைட்டமின் E : நோய் எதிர்ப்பு சக்திக்கு இது மிகவும் அவசியமா-னது.

குறிப்பாக பெண்களுக்கு அதிகம் தேவைப்படும் கொழுப்பு இது.

வைட்டமின் C : தோல் வியாதிகள் வரமால் காக்கும் சத்து இது.

நார்ச்சத்து : இதயம் மற்றும் புற்றுநோய் வராமல் தடுக்கும் சத்து இது.

வைட்டமின் ஏ: முருங்கைக் கீரை, பச்சைக் காய்கறிகள், வெண்-ணெய், முட்டையின் மஞ்சள் கரு, ஈரல், மீன் எண்ணெய் ஆகியவற்றில் வைட்டமின் 'ஏ' அதிகம் காணப்படுகிறது. கருப்பையில் கரு வளர்வ-தற்கும், பிறந்த குழந்தை ஆரோக்கியமாக வளரவும் இந்த வைட்டமின் தேவை. எலும்புகளும் பற்களும் வளர இதுதான் முக்கியக் காரணம். இந்த உயிர்ச்சத்து குறைந்தால் கண் பார்வை மங்கும். நோய் எதிர்ப்பு சக்தி குறையும்.

வைட்டமின் பி: கைக்குத்தல் அரிசி, இறைச்சி, முட்டை, காய்கறி-கள் ஆகியவற்றில் வைட்டமின் பி அதிகம் உள்ளது. வைட்டமின் 'பி' குறைந்தால் வயிற்று மந்தமும், அஜீரணமும், ரத்த சோகையும் ஏற்பட-லாம். பக்கவாதம், இதய பாதிப்பு ஏற்படவும் சாத்தியக் கூறுகள் அதிகம். அத்துடன், வாயில் புண் உண்டாகும்.

வைட்டமின் சி: ஆரஞ்சுப்பழம், திராட்சை, சமைக்காத பச்சைக் காய்கறிகள், நெல்லிக்காய், எலுமிச்சை, தக்காளி, கொய்யா, உருளை, வெற்றிலை, பப்பாளி ஆகியவற்றில் வைட்டமின் சி அதிகம் உள்ளது. இந்த பழங்களை வாங்கி உண்பதன் மூலம் வைட்டமின் சி சத்தினை உடலில் தக்கவைக்கலாம்.

வைட்டமின் 'சி' குறைந்தவர்கள் மன அமைதி இழந்து காணப்படுவர்.

அவர்களின் முகத்தில் சிடு சிடுப்பு வந்துவிடும். இவர்களின் எலும்புகள் பலம் குறையக்கூடும். பல் ஈறு வீங்கி பற்கள் ஆட்டம் காணலாம். பல் ஈறுகளில் ரத்தம் கசியும். தோலில் ரத்தப் போக்கு ஏற்படும்.

வைட்டமின் டி: வைட்டமின் 'டி' போதிய அளவு இல்லாத குழந்தைகளின் கால்கள் வில் போல் வளைந்துவிடும். வயிறு ஊதிவிடும். வைட்டமின் 'டி' இல்லாவிட்டால் எலும்புகள் வலுவிழந்துவிடும். பற்கள் கொட்டிவிடும்.

போதுமான சூரிய வெளிச்சம் குழந்தைக்குக் கிடைத்தால் அதன் உடலே வைட்டமின் 'டி'யை தயாரித்துக்கொள்ளும். முட்டை, மீன், வெண்ணெய் ஆகியவற்றிலும் வைட்டமின் 'டி' அதிகம் உள்ளது.

வைட்டமின் ஈ: கோதுமை, கீரை, பச்சைக் காய்கறிகளை அதிகம் சேர்த்தால் வைட்டமின் 'ஈ' சமச்சீர் விகிதத்தில் கிடைக்கும். வைட்டமின் 'ஈ' குறைந்தால் தசைகள் பலவீனமடையும். மலட்டுத் தன்மையையும் உண்டாக்கும்.

கால்சியம்

கால்சியம் சத்து உடலில் குறைவாக இருந்தால் எலும்புகள் ஆரோக்கியமின்றி இருப்பதோடு, ரத்த செல்கள் உருவாவதிலும் பிரச்சினைகள் ஏற்பட்டு பெரும்பாலானர்கள் அவதிப்படுகின்றனர்.

உடலில் கால்சியம் சத்து மிகவும் குறைவாக இருப்பது தான். மேலும் கால்சியம் அதிகம் உள்ள உணவுகளை சரியாக உட்கொள்ளாததும் ஒரு வகையில் காரணம் என்றாலும் எலும்பு தேயும் அளவிற்கு ஒரே இடத்தில் அமர்ந்து பணி புரிவதே இதற்கு முக்கிய காரணம் என்றும் மருத்துவ நிபுணர்கள் தெரிவிக்கிறார்கள்.

பாலில் கால்சியம் அதிகம் நிறைந்திருப்பது அனைவருக்குமே தெரியும். அதிலும் பெண்கள் தினமும் ஒரு தம்ளர் பாலில் புரோட்டின் பவுடரை சேர்த்து அருந்தினால், ஒரு நாளைக்கு தேவையான கால்சிய சத்தை பெறலாம்.

பொட்டாசியம்

மனிதர்களுக்கு பொட்டாசியம் சத்து மிகவும் அவசியம். அதுதான் சக்தி அளிக்கிறது. ஆனால் பொட்டாசியம் சத்து குறைபாட்டினால் பெரும்பாலோனோர் அவதிக்குள்ளாவதாக ஆய்வாளர்கள் கண்டறிந்துள்ளனர்.

உருளைக்கிழங்கில் அதிக அளவு பொட்டாசியம் சத்துள்ளதால் இது மனிதனின் ஆரோக்கியத்துக்கு பெரும் பங்கு வகிப்பதை சமீபத்திய ஆய்வில் ஆராய்ச்சியாளர்கள் கண்டறிந்துள்ளனர். எனவே, காய்கறி, பழங்களிலேயே உருளை கிழங்குதான் ராஜா என்கின்றனர் ஆய்வாளர்-கள். சமீப காலமாக உலகம் முழுவதும் ஏராளமானோர் பொட்டாசியம் சத்து குறைபாட்டால் அவதிப்படுவது அதிகரித்துள்ளது.

ஒரு நாளைக்கு மனிதனுக்கு சுமார் 4700 மி.கி. பொட்டாசியம் சத்து தேவைப்படுகிறது. காய்கறிகள், பழங்களுடன் ஒப்பிடும் போது உரு-ளையில் இந்த சத்து அதிக அளவு உள்ளது மருத்துவர்களின் அறிவு-ரைப்படி இதை உண்ணலாம்

அதேபோல் வாழைப்பழத்தில் பொட்டாசியம் அதிகமுள்ளது.

எந்த வைட்டமின் அளவு குறைந்தால் என்ன பாதிப்பு ஏற்படும் என்ப-தைப் பார்ப்போம்...

வைட்டமின் பி, இரும்பு மற்றும் துத்தநாகம் போன்ற ஊட்டச்சத்துக் குறைபாடு ஏற்பட்டால், உதட்டு வெடிப்பு மாதிரியான பிரச்சினைகள் தோன்றலாம். இக் குறைபாட்டைத் தவிர்க்க, முட்டைகள், மீன், வேர்க்க-டலை போன்ற உணவுகளைச் சாப்பிடவேண்டும்.

வைட்டமின் ஏ, கே, இ, டி, பி7 போன்ற சத்துகள் குறைவாக இருந்-தால், முடி உதிர்தல் பிரச்சினை ஏற்படலாம். இதற்கு, உலர்ந்த பழங்கள், வாழைப்பழம், காளான்,

பூசணி விதைகள் போன்ற உணவுகளைச் சாப்பிட வேண்டும்.

வைட்டமின் ஏ, டி ஊட்டச்சத்துக் குறைபாடு இருந்தால், உடல் முழு-வதும் பருக்கள் போன்ற சருமப் பிரச்சினைகள் ஏற்படக்கூடும். அதைத் தவிர்க்க, உலர்ந்த பழங்கள், சர்க்கரைவள்ளிக் கிழங்கு, கேரட், பாதம் போன்ற உணவுகளைச் சாப்பிட வேண்டும்.

வைட்டமின் பி, பி12, பி9, பி6 போன்ற சத்துகளின் குறைபாடு இருந்-தால், உடலில் அரிப்பு, உணர்ச்சியின்மை போன்ற மாற்றங்கள் ஏற்பட-லாம். இதற்கு கடல் உணவுகள், முட்டை, பருப்பு உணவுகள் போன்ற-வற்றைச் சாப்பிட வேண்டும்.

* வைட்டமின் பி, தாது உப்புகள், மெக்னீசியம், கால்சியம், பொட்டா-சியம் போன்ற ஊட்டச்சத்துக் குறைபாடுகள் இருந்தால், தசைப்பிடிப்பு பிரச்சினைகள் ஏற்பட வாய்ப்புகள் உள்ளது. இக்குறைபாடுகளைப் போக்க பாதாம், வாழைப்பழம், கீரை, ஆப்பிள் போன்ற உணவுகளைச் சாப்பிட வேண்டும்.

வைட்டமின் சி சத்துக் குறைபாடு இருந்தால், ஈறுகளில் ரத்தம் வழிதல், செரிமானக்கோளாறு, மூக்கில் ரத்தம் கசிதல், குணமாகாத புண்கள் போன்ற பிரச்சினைகள் ஏற் படும். இதற்கு தினமும் எலுமிச்சம் பழச்சாறு பருக வேண்டும்.

குழந்தைகளின் உடல் வளர்ச்சிக்கு இன்றியமையாதவை, வைட்ட-மின்கள் ஆகும். ஆகையால், குழந்தைகளுக்கு கட்டாயம் அளிக்க வேண்டிய வைட்டமின்கள், இவ்வைட்டமின்கள் நிறைந்த உணவுகள் மற்றும் வைட்டமின்கள் குறைந்தால் நோய்கள்ஏற்படும்.

சிறிய குழந்தைகள் முதல் பெரியவர்கள் வரை எல்லோருடைய உடல் வளர்ச்சிக்கும் சமச்சீரான வைட்டமின்கள் தேவை. இந்த வைட்டமின்கள் நிறைந்த உணவை சரியாக எடுத்துக்கொள்ளாவிட்டால் உடல் வளர்ச்-சியில் பாதிப்பு ஏற்படும். நோய்களும் சொல்லாமல் கொள்ளாமல் வந்து ஒட்டிக்கொள்ளும்.

வைட்டமின் 'ஏ' குறைந்தால் கண் பார்வை மங்கும். நோய் எதிர்ப்பு சக்தி குறையும். கருப்பையில் கரு வளர்வதற்கும், பிறந்த குழந்தை ஆரோக்கியமாக வளரவும் இந்த வைட்டமின் தேவை. எலும்புகளும் பற்-களும் வளர இதுதான் முக்கியக் காரணம். முருங்கைக் கீரை, பச்சைக் காய்கறிகள், வெண்ணெய், முட்டையின் மஞ்சள் கரு, ஈரல், மீன் எண்-ணெய் ஆகியவற்றில் வைட்டமின் 'ஏ' அதிகம் காணப்படுகிறது.

வைட்டமின் 'பி' குறைந்தால், குழந்தைகளுக்கு வயிற்று மந்தமும், அஜீ-ரணமும், ரத்த சோகையும் ஏற்படலாம். பக்கவாதம், இதய பாதிப்பு ஏற்-படவும் சாத்தியக் கூறுகள் அதிகம். அத்துடன், வாயில் புண் உண்டா-கும். கைக்குத்தல் அரிசி, இறைச்சி, முட்டை, காய்கறிகள் வைட்டமின் ஆகியவற்றில் இந்த வைட்டமின் அதிகம் உள்ளது.

வைட்டமின் 'சி' குறைந்தவர்கள் மன அமைதி இழப்பர். மேலும், தோற்றத்தில் சிடுமூஞ்சியாக காணப்படுவர். குழந்தைகளுக்கு எலும்புகள் பலம் குறையக்கூடும்; பல் ஈறு வீங்கி பற்கள் ஆட்டம் காணலாம். பல் ஈறுகளில் ரத்தம் கசியும். தோலில் ரத்தப்போக்குஏற்படும்.

ஆரஞ்சுப்பழம், திராட்சை, சமைக்காத பச்சைக் காய்கறிகள், நெல்லிக்காய், எலுமிச்சை, தக்காளி, கொய்யா, உருளை, வெற்றிலை, பப்பாளி ஆகியவற்றில் வைட்டமின் சி அதிகம் உள்ளது.

வைட்டமின் 'டி' இல்லாவிட்டால், குழந்தைகளின் எலும்புகள் வலுவிழந்துவிடும். பற்கள் கெடக்கூடும். வைட்டமின் 'டி' போதிய அளவு இல்லாத குழந்தைகளின் கால்கள் வில் போல் வளைந்துவிடும். வயிறு ஊதும். போதுமான சூரிய வெளிச்சம் குழந்தைக்குக் கிடைத்தால் உடலே வைட்ட மின் 'டி'யை தயாரித்துக்கொள்ளும். முட்டை, மீன், வெண்ணெய் ஆகியவற்றிலும் வைட்டமின் 'டி' அதிகம் உள்ளது.

வைட்டமின் 'ஈ' குறைந்தால் தசைகள் பலவீனமடையும். மலட்டுத் தன்மையை உண்டாக்கும். இது குழந்தைகளில், இரத்தம் உறைதல் தொடர்பான நோய்களை ஏற்படுத்தும். கோதுமை, கீரை, பச்சைக் காய்கறிகளை அதிகம் சேர்த்தால் வைட்டமின் 'ஈ' சமச்சீர் விகிதத்தில் கிடைக்கு குழந்தைகளிடம் காணப்படும் வைட்டமின் குறைபாட்டின் 5 அறிகுறிகள்

குழந்தைகளின் வளர்ச்சி மற்றும் மேம்பாட்டிற்கு வைட்டமின்கள் மிகவும் அவசியமானவை என்பதில் ஒருவருக்கும் சந்தேகம் இருக்கப் போவதில்லை —— அவைதான் குழந்தைகளின் ஆரோக்கியமான வளர்ச்சிக்கு மிகவும் முக்கியமான ஊட்டச்சத்துக்களில் ஒன்றாகும். வைட்டமின்களை இரண்டு முக்கிய பிரிவுகளாக நாம் பிரிப்பது சிறப்பாக இருக்கும் —— கொழுப்பில் கரையக்கூடியவை மற்றும் தண்ணீரில் கரையக்கூடியவை. ஏ, டி, இ, மற்றும் கே வைட்டமின்கள் கொழுப்பில் கரைபவையாகும், அதாவது அவை உடலில் நீண்ட காலத்திற்கு பாதுகாக்கப்பட்டிருக்கும் 1. ஆனால் அவ்வாறு இல்லாமல், பி மற்றும் சி போன்ற தண்ணீரில் கரையக்கூடிய வைட்டமின்கள் அவை உடலுக்குள் உறிஞ்சப்படுவதற்கு முன்னால் தண்ணீரில் கரைய வேண்டும் 2. பல்வேறு வகையான உணவுகள் பல்வேறு வகையான வைட்டமின்களைத் தருவ-

தால், உங்களது குழந்தையின் வளர்ச்சி மற்றும் மேம்பாட்டிற்கு அனைத்-தும் நிறைந்த சமச்சீரான உணவை வழங்குவது அவசியமாகும்.

குழந்தைகளில் காணப்படும் 5 பொதுவான வைட்டமின் குறைபாட்டு அறிகுறிகள்

1. வைட்டமின் ஏ[3]

இதன் குறைபாட்டினால் ஏற்படக்கூடிய ஆரம்பக்கட்ட பிரச்சனை கண்வறட்சி (அல்லது "உலர்வான கண்"), இதில் மாலைக் கண் பாதிப்பு மற்றும் கருவிழி/ வெண்படலம் உலர்தல், பிட்டோட் திட்டுக்கள் மற்றும் கருவிழிப் புண்.

வைட்டமின் ஏ குறைபாடு இரைப்பை மற்றும் தொண்டை, மார்பக தொற்றுகளையும் ஏற்படும் அதிக அபாயத்தை ஏற்படுத்தும். 4 குழந்-தைகளில் தாமதமான வளர்ச்சி மற்றும் எலும்பு மேம்பாடு ஆகியவையும் வைட்டமின் ஏ குறைபாட்டின் அறிகுறிகளாகும். இதை எதிர்கொள்வ-தற்கு, குழந்தைக்கு ஈரல், பச்சைக் கீரைகள் மற்றும் காய்கறிகள், பால் மற்றும் முட்டை ஆகியவற்றைக் கொடுங்கள். மிதமான அளவு வைட்-டமின் ஏ குறைபாட்டினை எந்தவிதமான நீண்டகால பாதிப்புகளும் இல்-லாமல் சரிசெய்ய முடியும்.

2. வைட்டமின் பி12[5]

குழந்தைகளிடம் காணப்படும் வைட்டமின் பி12 குறைபாடு பசி-யின்மை, வளர்ச்சியில் தாமதம் ஏற்படுதல், நரம்புசார்ந்த பிரச்சனைகள், எரிச்சலடைதல் மற்றும் பலகீனம் போன்ற அறிகுறிகள் மூலமாக வெளிப்படும். முழு தானியங்கள், கொட்டைகள், மீன் மற்றும் கோழி இறைச்சி ஆகிய உணவு வகைகளை உங்களது குழந்தையின் உணவில் சேர்த்துக் கொள்வது எந்த ஒரு குறைபாட்டினையும் அண்டவிடாமல் செய்யும். சரியான நேரத்தில் இந்த குறைபாட்டினைக் கண்டறிவது, சரி-செய்ய முடியாத பாதிப்பு ஏற்படுவதைத் தவிர்ப்பதுடன் உங்களது குழந்-தையின் உடல் வளர்ச்சியையும் மேம்படுத்தும்.

3. வைட்டமின் சி[6]

வைட்டமின் சி குறைபாட்டின் காரணமாக சொறி சிரங்கு ஏற்படலாம் அதுவே பல்வேறு பாதிப்புகளாக உருவெடுக்களாம் — எளிதாக புண் ஏற்படுதல், வீக்கமுடன் இரத்தக்கசிவு ஏற்படக்கூடிய ஈறுகள், காயங்கள் மெதுவாக ஆறுதல், மேலும் உலர்வான தலைமுடி ஆகியவை பொது-வான அறிகுறிகளாகும். மேற்கூறிய ஏதாவது அறிகுறிகள் உங்களது

குழந்தைகளுக்கு ஏற்பட்டிருந்தால், உங்களது குழந்தைக்கு கொய்யா, மஞ்சள் குடைமிளகாய், கிவி மற்றும் ப்ரோக்கோலி போன்ற வைட்மின் சி நிறைவாக உள்ள இரண்டு முதல் மூன்று உணவுகளை அன்றாடம் கொடுங்கள்.

4. வைட்டமின் டி[7]

குழந்தைகள் வளர்ந்து வரும் சமயத்தில் அவர்களுக்கு ஆரோக்கி-யமான எலும்புகள் மற்றும் தசைகள் உருவாவதற்கு போதுமான அளவு வைட்டமின் டி தேவைப்படுகிறது. வைட்டமின் டி அறிகுறிகள் எப்போ-தும் வெளிப்படையாக தெரிவதில்லை. வைட்டமின் டி குறைபாடு உங்க-ளது குழந்தைக்கு தசைப்பிடிப்புகள், பொதுவான தசை பலகீனம் மற்றும் எலும்பு முறிவுகள் ஆகியவை ஏற்படும் வாய்ப்பை அதிகரிக்கும். பல் பிரச்சனைகள் குழந்தைகளிடம் காணப்படும் மற்றுமொரு வைட்டமின் டி குறைபாட்டு அறிகுறியாகும். மீன், முட்டையின் மஞ்சள் கரு, மற்றும் தானியப் உணவுப்பொருட்கள் ஆகியவற்றில் வைட்டமின் டி அதிகம் காணப்படுகிறது.

5. வைட்டமின் இ[8]

வைட்டமின் இ குறைபாடு மிகவும் பொதுவாக காணப்படும் பிரச்-சனையில்லை. இது ஊட்டச்சத்து குறைபாட்டின் விளைவாகும் மேலும் மோசமான நரம்பு ஆரோக்கியத்தின் காரணமாக நரம்புப் பிரச்சனை-களை ஏற்படுத்தும். இது போன்ற குறைபாட்டின் காரணமாக பிறக்கும்-போது குழந்தையின் உடல் எடை குறைவாக இருக்கும். பொதுவான அறிகுறிகளில் தசை பலகீனம், பார்வைப் பிரச்சனைகள், உணர்வின்மை, நடப்பது கஷ்டமாக இருத்தல் மற்றும் நடுக்கம் போன்றவை உள்ள-டங்கும். பாதாம், அவகாடோ, கீரை மற்றும் சர்க்கரைவல்லிக் கிழங்கு போன்றவை வைட்டமின் இ அதிகம் உள்ள உணவுப் பொருட்களாகும்.

குழந்தையின் ஆரோக்கியத்தை கண்காணித்து வெளியே விளை-யாடுதல் மற்றும் உடற்பயிற்சி செய்தல் போன்ற உடல் உழைப்புள்ள செயல்களைச் செய்வதன் மூலமாகவும் ஆரோக்கியமான உணவை சாப்-பிடுவதன் மூலமாகவும் குழந்தையின் ஆரோக்கியத்தை படிப்படியாக மேம்படுத்துவது மிகவும் முக்கியமாகும். குழந்தையின் ஒட்டுமொத்த ஆரோக்கியம் மற்றம் நல-வாழ்வினை மேம்படுத்துவதற்கு உங்களது குழந்தை நன்றாக தூங்குவதையும் ஆரோக்கியமான உணவுகளைச் சாப்-பிடுவதையும் உறுதி செய்யுங்கள்.

பிஸ்தா நல்ல ஆரோக்கியத்தை வழங்கக் கூடியது. பிஸ்தாவில் அதிக அளவில் உள்ள வைட்டமின் பி6, ரத்தத்தில் ஹீமோகுளோபின் உற்பத்திக்கு மிகவும் அவசியமானது. அதோடு இது, செல்களுக்கு ஆக்சிஜனையும் கொடுக்கிறது.

வைட்டமின் பி6, நமக்கு நோய் எதிர்ப்பு சக்தியை அளிப்பதோடு, வெள்ளை மற்றும் சிவப்பு ரத்த அணுக்களை உற்பத்தி செய்து மண்ணீரல் மற்றும் நிணநீரைப் பராமரிப்பதிலும் முக்கியப் பங்கு வகிக்கிறது.

பிஸ்தாவில் அதிகமாக உள்ள வைட்டமின் ஈ, தோல் முதிர்ச்சியடைவதை தடுத்து அதன் பொலிவைக் காக்கிறது. மேலும் வைட்டமின் ஈ ஆனது, புறஊதாக் கதிர்களால் தோல் பாதிக்கப்படாமல் இருக்கவும், தோல் புற்றுநோய் வராமல் இருக்கவும் உதவுகிறது.

பிஸ்தாவில் சியாசாந்தின், லூட்டின் ஆகிய இரு கரோட்டினாய்டுகள் காணப்படுகின்றன. இவை கண்ணின் விழித்திரையைப் பாதுகாத்து, தெளிவான பார்வைக்கு வழிவகுக்கின்றன.

பிஸ்தா பருப்பு, வைட்டமின் ஏ மற்றும் ஈ போன்ற ஆன்டி ஆக்சிடென்டுகளை அதிகப்படுத்தி, ரத்த நாளங்களைப் பாதுகாக்கிறது. இதய நோய் அபாயத்தைக் குறைக்கும் சக்தி கொண்டதாகவும் விளங்குகிறது.

பிஸ்தா சாப்பிடுவது, உடலில் உள்ள கெட்ட எல்டிஎல் கொழுப்பைக் குறைக்கும், ஆரோக்கியம் தரும் எச்டிஎல் கொழுப்பை அதிகரிக்கும். டைப் 2 நீரிழிவு நோயில் இருந்தும் பிஸ்தா காக்கிறது. ஒரு கப் பிஸ்தா பருப்பில் 60 சதவீதம் மினரல், பாஸ்பரஸ் இருக்கிறது.

பிஸ்தாவில் பாஸ்பரஸ் அதிக அளவில் இருப்பதால், குளுக்கோஸை அமினோ அமிலமாகச் சிதைக்கிறது. எனவே சர்க்கரை நோயாளிகளுக்கு பிஸ்தா ஒரு நல்ல பயனுள்ள உணவு என்பது உணவியல் நிபுணர்களின் கருத்து

என்ன வைட்டமின்கள் எந்த உணவில் அதிகம் இருக்கிறது, அதன் குறைபாட்டால் என்னென்ன பிரச்னைகள் வரும்?

இரும்புசத்து குறைபாடு இருக்கு, எலும்பு வலின்னா கேல்சியம் இல்ல" என்று கூறி சத்து மாத்திரைகளைத் தருவார்கள். ஆனால் இன்று வைட்டமின் டி குறைபாடு, பி12 குறைபாடு என்று வைட்டமின் குறைபாடுகளும் நம்மை அணுகிக்கொண்டிருக்கிறது... எப்போதும் மல்டிவைட்டமின் மாத்திரைகளைச் சாப்பிடமுடியாது இல்லையா? என்ன வைட்டமின்கள் எந்த உணவில் அதிகம் இருக்கிறது, அதன் குறைபாட்-

டால் என்னென்ன பிரச்னைகள் வரும்?

மொத்தம் 13 வகை வைட்டமின்கள் உண்டு. அவற்றை இரண்டு வகையாகப் பிரிக்கலாம், ஒன்று நீரில் கரையக்கூடியவை, பி1, பி2, பி3, பி5,பி6, பி7, பி9, பி12 மற்றும் வைட்டமின் C, இவை உடலில் தங்காமல் அளவுக்கு அதிகமாக இருந்தால் தினமும் சிறுநீரில் வெளியேறிவிடும். இன்னொரு வகை கொழுப்பில் கரையக்கூடியவை, இவை அதிகமாக இருந்தால் உடலில் சேர்ந்து சில பிரச்னைகள் ஏற்படுத்தும். அவை வைட்டமின் A, D, E, K. இந்த வைட்டமின்கள் உடலில் சக்தியை அதிகரிப்பதோடு மட்டுமல்லாமல் உடல் மற்ற சத்துக்களை ஏற்றுக்கொள்ளவும் முக்கியப் பங்காற்றுகின்றன.

வைட்டமின் A: கண் பார்வைக்கு பெரிதும் உதவுகிறது. நோய் எதிர்ப்பு சக்தியை அதிகரிக்கிறது, நரம்பு பிரச்னைகள் வராமல் தடுக்கிறது. நம் உடல் ஈரப்பதத்தோடு இருப்பதற்கு இந்த வைட்டமின் உதவுகிறது. சருமம் வறட்சி அடைய வைட்டமின் A குறைபாடுதான் காரணம்.வைட்டமின் A உள்ள உணவுகள்: கேரட், கீரை வகைகள்,முருங்கைக்காய், பப்பாளி, தக்காளி, முட்டையின் மஞ்சள் கரு , மீன்

வைட்டமின் D: நமது உடல் கேல்சியத்தையும், பாஸ்பரஸையும் கிரகிக்கச் செய்ய வைட்டமின் D அவசியம். இதனால் எலும்பு, பற்கள் மற்றும் திசுக்கள் வலுப்பெறும். வைட்டமின் D குறைபாட்டால் எலும்பு அடர்த்தி குறைவது, ரத்தக்கொதிப்பு, குழந்தைகள் பிறக்கும்போதே வளைந்த கால்களுடன் பிறப்பது போன்ற பிரச்னைகள் ஏற்படும்.

வைட்டமின் D: பால், காலை நெய், மஷ்ரூம், முட்டை, ஈரல். இவை எல்லாவற்றையும் விட காலை வெயில்....!

வைட்டமின் K: ரத்தத்தை உறையவைப்பது இதன் வேலை. வைட்டமின் K, குறைபாட்டால், சிறு காயம் ஏற்பட்டாலும் அதிக ரத்தப்போக்கு ஏற்படும்.

வைட்டமின் K உள்ள உணவுகள்: முட்டைகோஸ், காலிஃப்ளவர், கீரை வகைகள், கடற்பாசி, பச்சைநிறக் காய்கறிகள்

வைட்டமின் பி1, பி2, பி3, பி5,பி6, பி7, பி9, பி12, அனைத்தையும் பி காம்ப்ளெக்ஸ் என்கிறோம். பி1 கார்போஹைட்ரேட்டை சக்தியாக மாற்ற, பி2 ரத்த சிவப்பணுக்களை அதிகரிக்க, பி3 மூளையில் செயல்திறனை மேம்படுத்த, பி5 நரம்பு மண்டலத்தை சீராக்க, பி6 மன அழுத்தம்

குறைக்க, பி7 முடி, நகம் செழுமையாக வளர, பி9 ரத்தசோகை வரா-
மல் தடுக்க, பி12 உடலுக்கு சோர்வு நீக்கி, அனீமியா வராமல் தடுக்க
உதவுகின்றன. இவை நமது அன்றாட வாழ்க்கையை ஆரோக்கியமாக
வாழ பெரிதும் உதவுகின்றன.

முளைகட்டிய பயறு,

தானியங்கள், கோதுமை, நட்ஸ்கள், கீரை வகைகள், மீன், மஷ்ரூம்,
வாழைப்பழம்.போன்றவற்றில் இவை அதிகம் உள்ளன. தினமும் இவற்-
றில் ஏதேனும் ஒன்றை உணவில் சேர்த்துக்கொள்ளுங்கள்.

காய்கறிகளில் கீரை வகைகள் மனிதனுக்கு எண்ணற்ற பயன்களை
அளிக்கின்றன. இதில் என்னென்ன சத்துக்கள், எந்தெந்த அளவுகளில்
உள்ளன என்பதை அறிந்து கொண்டால், கீரையை எடுத்துக் கொள்வது
அதிகமாகும்.

கீரைகளின்சத்து

முளைக்கீரையில் இரும்பு 22.9 மி.கி., கால்சியம் 397 மி.கி., பாஸ்ப-
ரஸ், வைட்டமின்கள் ஏ, பி, சி சிறிதளவு உள்ளன. ரத்த சோகையைப்
போக்கும் திறனுள்ளது.

இக்கீரையை சிறிது நேரமே வேகவைக்கவும். அகத்திக் கீரையில் கால்சி-
யம் 1,130 மைக்ரோ கிராம், இரும்பு 3.9 மி.கி., வைட்டமின் ஏ 5,400
மைக்ரோ கிராம் உள்ளன. வைட்டமின்கள் பி, சி சிறிதளவு உள்ளன.
ரத்தசோகை, எலும்பு வலுக்குறைவு ஆகிய நோய்கள் வராமல் காக்கும்.
இதனை மூடப்பட்ட பாத்திரத்தில் வைத்து சமைக்கவும்.

பொன்னாங்கண்ணி கீரையில் இரும்பு 1.63 மி.கி, கால்சியம் 510 மி.கி,
பாஸ்பரஸ், வைட்டமின்கள் ஏ,பி,சி உள்ளன. இரும்புச் சத்துக் குறை-
வால் ரத்த சோகை உண்டாகும். கால்ஷியம் குறைவால் பற்களும்
எலும்பும் வலிமை குறையும். இவையிரண்டுக்கும் பொன்னாங்கண்ணி
கீரை மிகவும் ஏற்றது.

பார்வைக் கோளாறைக் தடுக்க உதவும் வைட்டமின் ஏ உடல் சோர்-
வைத் தடுக்க உதவும் பொட்டாசியச் சத்து ஆகியவை பசலைக் கீரை-
யில் உள்ளன.

கீரைகள் சமைத்த நீரை கீழே ஊற்றாமல் சாம்பார், சூப் அல்லது
மாவு பிசையப் பயன்படுத்தவும். முட்டைகோஸில் வைட்டமின் சி 124
மி.கி. வைட்டமின் ஏ, போலிக் அமிலம், வைட்டமின் பி, கால்ஷியம்,
பாஸ்பரஸ், இரும்பு ஆகியவை சிறிதளவு உள்ளன.

கறிவேப்பிலையில் வைட்டமின் ஏ 75,000 மைக்ரோகிராம் கால்-சியம் 830 மி.கி. போலிக் அமிலம் 93.9 மைக்ரோ கிராம் மற்றும் வைட்டமின் பி. சி. சிறிதளவு உள்ளன. முருங்கைக் கீரையைப் போன்று கறிவேப்பிலையிலும் வைட்டமின் ஏ அதிகம்.

புதினா கீரையில் போலிக் அமிலம் 114 மைக்ரோ கிராம், கால்ஷியம் 200மி.கி. இரும்புச் சத்து 15.6 மி.கி. வைட்டமின்கள் ஏ.பி.சி சிறிதளவு உள்ளன.

..

சிறுநீர் பாதை நோய் தொற்றுக்கு உணவும் ஒரு முக்கிய காரணம். நோய் ஏற்படாமல் இருக்கவும், நோய் ஏற்பட்டுள்ளவர்கள், அதை எதிர்த்து போராடவும், அதிலிருந்து விரைவில் குணமடையவும், சில உணவுகளை சாப்பிட்டாலே போதும்; சில உணவுகளை தவிர்த்தாலே போதும். நோய் தொற்று தடுக்கும் உணவுகள்:

கேரட்: இங்கிலீஷ் காய்கறிகளில், கேரட் முக்கிய இடத்தை வகிக்கிறது. இது தினமும் சாப்பிட வேண்டிய காய்கறி. சிறுநீர் பாதை தொற்றுகளை துரத்தும் குணம் கொண்டது. தங்கத்தின் தரத்தை காரட்டில் கூறுவர். அதுபோல், காரட்டில் இருக்கும் ஊட்டச்சத்துகள் தங்கம் போன்றவை. கேரட் உடல்நலத்தை மேம்
படுத்தும்

தயிர்: இது பாக்டீரியாக்கள் மற்றும் நச்சு கிருமிகளை எதிர்க்கும் தன்-மைக் கொண்டது. சிறுநீர் பாதை தொற்று ஏற்படுத்தும் கிருமிகளை வராமல் தடுக்க
உதவும்.

முள்ளங்கி: மண்ணில் விளையும் காய்கறியில் சிறந்ததொரு உணவுப் பொருள் முள்ளங்கி. அதிகம் சாப்பிட்டால் வாயு பிரச்சனை ஏற்படும் என்று கூறுவர். ஆயினும் இது,

பல வகைகளில் சிறுநீர் பாதை தொற்று ஏற்படாமல் இருக்கவும், அந்த தொற்று கிருமிகளையும் அழிக்கவும்பயன்படுகிறது.

தண்ணீர்: அதிக நீர் அருந்துவதால், நோய்கள் வருவதை தடுக்கலாம். முக்கியமாக, தண்ணீரும் சிறுநீர் பாதை தொற்றுகளை தடுக்கவும், கட்-

டுப்படுத்தவும்
உதவுகிறது.

சர்க்கரை வள்ளிக் கிழங்கு: கிழங்கு வகை உணவுகளில் சத்துகள் மிகுந்த உணவு சர்க்கரை வள்ளிக் கிழங்கு. ஆதி காலம் முதல் மனி- தர்கள் சாப்பிட்டு வந்த இயற்கை உணவு. இதை உணவில் சேர்த்துக் கொள்வதனால், சி

றுநீர் பாதை தோற்று நோயை எதிர்த்து போராட முடியும். இதில் உள்ள ஊட்டச்சத்துகள் மற்றும், ஆன்டிஆக்ஸிடன்ட்ஸ் பாதுகாப்பு தரவல்லது.

இலவங்கப்பட்டை: இலவங்கப் பட்டை பண்டைய காலம் முதல் நாம் உணவில் சேர்த்து வரும் மருத்துவ நன்மை கொண்ட உணவுப் பொருள். பாக்டீரியாக்களை எதிர்க்க, இலவங்கப் பட்டை உணவில் பயன்படுத்தப்- படுகிறது. சிறுநீர் பாதை தொற்றுகளை ஏற்படுத்தும் கிருமிகளை துரத்- தும் திறன் கொண்டது.

நெல்லிக்காயில் உடல் நன்மைகள் மட்டுமின்றி, அழகு நன்மைகளும் அதிகம் நிறைந்துள்ளது. அக உடலை மட்டுமல்ல, கூந்தலையும் ஆரோக்கியமாக வைத்துக் கொள்ள உதவுகிறது. நெல்லிக்காய் ஜூஸை தினமும் குடித்து வந்தால், சருமம் நன்கு பொலிவோடு, பளபளவென அழகாக இருக்கும்.

உடலில் உள்ள, டாக்ஸின்களை முற்றிலும் வெளியேற்றிவிடுகிறது. பொலிவிழந்த முடி போதிய கூந்தல் பராமரிப்பு இல்லாததாலும், அதிக மாசுபாடு காரணமாகவும், கூந்தலானது பொலிவிழந்துவிடுகிறது. எனவே இதனை சரிசெய்யவும், கூந்தலை வலுவாக்கவும், நெல்லிக்காயை பயன்- படுத்தினால், நல்ல பலன் கிடைக்கும். நெல்லிக்காய் ஒரு இயற்கையான ஹேர் கண்டிஷனர். இதை தலைக்கு போட்டுக் குளித்தால், தலைக்கு, கண்டிஷனர் போட்டது போன்று இருக்கும்.
தினமும் நெல்லிக்காய் எண்ணெய் கொண்டு, தலைக்கு 45 நிமிடம் மசாஜ் செய்து, பின் தலைக்கு குளித்தால், கூந்தல் உதிர்தலைத் தடுக்- கலாம்.

நெல்லிக்காய் பொடியை, சீகைக்காய் பொடி மற்றும் ஹென்னாவுடன் சேர்த்து கலந்து, தலைக்கு போட்டு குளித்து வந்தால், கூந்தல் அடர்த்தி-

யாகும். மேலும், நெல்லிக்காய் எண்ணெயை பயன்படுத்தினாலும், கூந்தல் அடர்த்தியாகும்.

பொடுகுத் தொல்லையைப் போக்குவதற்கு நெல்லிக்காய் அருமருந்து. இதை தொடர்ந்து பயன்படுத்தினால், தலை நன்கு சுத்தமாகவும் பொடு கின்றியும் இருக்கும். மன அழுத்தம், செரிமானப் பிரச்சனை மற்றும் ஆரோக்கியமற்ற டயட் காரணமாக, சிலருக்கு நரைமுடி, இளமையி லேயே வந்துவிடுகிறது.

எனவே இதை தடுக்க, தினமும் நெல்லிக்காய் ஜூஸ் குடிப்பது நல் லது. நெல்லிக்காய் எண்ணெய் தடவி வந்தால், நரைமுடிக்கு முடிவு கட்டலாம். தலையில் அதிகமான அரிப்பு ஏற்பட்டால், நெல்லிக்காய் பொடியுடன், தயிர் சேர்த்து கலந்து, தலைக்கு தடவி, 30 நிமிடம் ஊற வைத்து, பின், ஷாம்பு போட்டு குளித்தால், தலையில் ஏற்படும் அரிப் புகள் நீங்கும். ஆரோக்கியமற்ற வாழ்க்கை முறையால் கூந்தல் வறட்சி, நிறம் மாறுதல் போன்றவை ஏற்படுகிறது.

ஆப்பிள் போன்று அனைத்து நன்மைகளையும் கொண்டது நெல் லிக்காய். ஆனால், இதன் விலை மிகவும் குறைவு. சந்தைகளில் எளி தில் கிடைக்கவல்லது. தினம் ஒரு நெல்லிக்காய் சாப்பிட்டால், நோய்கள் தூர விலகிவிடும். நெல்லிக்காய் சாப்பிடுவதால், புற்றுநோய் செல்களின் வளர்ச்சி தடைப்படும் என்று தெரிய வந்துள்ளது.

அல்சர் உள்ளவர்கள், தினமும் காலையில் வெறும் வயிற்றில் நெல் லிக்காய் ஜூஸ் குடித்து வந்தால், அல்சரைக் குணப்படுத்தலாம். நெல் லிக்காய் சாப்பிட்டு வந்தால், உடலில் உள்ள தீங்கு விளைவிக்கும் டாக்ஸின்கள் வெளியேற்றப்பட்டு, உடல் எடையைக் குறைக்க உதவும். நெல்லிக்காயில் உள்ள நார்ச்சத்து குடலியக்கத்தை சீராக்கி, மலச்சிக்கல் ஏற்படுவதைத் தடுக்கும். நெல்லிக்காயை தினமும் ஒன்று சாப்பிட்டு வந் தால், உயர் ரத்த அழுத்தம் கட்டுப்பாட்டுடன் இருக்கும். மேலும் நெல் லிக்காய் மனம் மற்றும் உடலை அமைதிப்படுத்தும்.

அதிலும் நெல்லி பொடியை தேனுடன் கலந்து தினமும் சாப்பிட்டு வர நல்ல பலன் கிடை வைட்டமின் டி

வைட்டமின் டி குறைபாடு இளைஞர்கள் மற்றும் முதியவர்கள் மில்லியன் கணக்கான மக்களை பாதிக்கிறது. வைட்டமின் டி இன் முதன்மை ஆதாரங்கள் சூரியன் மற்றும் உணவு.

உடலில் வைட்டமின் டி இன் பல முக்கியமான செயல்பாடுகள் பின்-வருவனவற்றை உள்ளடக்குகின்றன:

- எலும்பு ஆரோக்கியம்: உங்கள் உடலில் கால்சியம் மற்றும் பாஸ்பரஸின் சமநிலையை பராமரிக்க வைட்டமின் டி அவசியம். குறைந்த அளவு வைட்டமின் டி ஆஸ்டியோபோரோசிஸுக்கு பங்களிக்கும்.
- இரத்த ஆரோக்கியம்: வைட்டமின் டி குறைபாடு இரத்த சோகையுடன் இணைக்கப்பட்டுள்ளது.

வைட்டமின் ஈ குறைபாடு அமெரிக்காவில் அரிதானது, ஆனால் மோசமான உணவில், அட்ரீனல் சுரப்பி ஆரோக்கியத்தை ஆதரிக்க மக்கள் வைட்டமின் ஈ உடன் கூடுதலாக சேர்க்க வேண்டும். வைட்ட-மின் ஈ அதிகம் உள்ள உணவுகளில் பச்சை காய்கறிகள், கொட்டைகள் மற்றும் விதைகள் அடங்கும்.

வைட்டமின் கே

வைட்டமின் கே இரண்டு வடிவங்களில் வருகிறது (கே 1 மற்றும் கே 2) மற்றும் பல முக்கியமான செயல்பாடுகளைக் கொண்டுள்ளது. எலும்பு ஆரோக்கியத்தை பராமரிப்பது ஒரு முதன்மை செயல்பாடு. வைட்டமின் கே 2 எலும்பு ஆரோக்கியத்திற்கு மிகவும் குறிப்பிட்டது; இது எலும்-புகளிலிருந்து கால்சியம் வெளியேறுவதைத் தடுக்க உதவுகிறது, இதன் விளைவாக கால்சியம் இரத்த நாளங்களுக்குள் நுழைகிறது.

அட்ரீனல் சோர்வில் எலும்புகளின் ஆரோக்கியத்தையும் ஒருமைப்-பாட்டையும் பராமரிப்பதற்கான வைட்டமின் கே 2 உங்கள் ஆயுதக் களஞ்சியத்தின் ஒரு பகுதியாக நினைத்துப் பாருங்கள், ஏனெனில் இது அதிகப்படியான கால்சியம் இழப்பிலிருந்து பாதுகாக்க உதவுகிறது.

வைட்டமின் கே குறைபாட்டிற்கான பொதுவான காரணங்கள் வார்ஃ-பரின் எடுத்துக்கொள்வது அல்லது மாலாப்சார்ப்ஷன் நோய்க்குறி (செலி-யாக் நோய் போன்றவை) கொண்டவை, இது சிறுகுடலில் வைட்டமின் கே உறிஞ்சப்படுவதை பாதிக்கும். வைட்டமின் கே குறைந்த அளவு இரத்தப்போக்கு அபாயத்தை அதிகரிக்கும்.

வைட்டமின் கே 2 அதிகம் உள்ள உணவுகளில் இறைச்சி மற்றும் கோழி ஆகியவை அடங்கும்.

முடி உதிர்வை யாரும் விரும்புவதில்லை. நீண்ட அழகான கூந்தல் வேண்டும் என்ற ஆசை பெரும்பாலான பெண்களுக்கு உண்டு. முடியை வேகமாக வளர்ப்பதற்கான வழிகளை நீங்கள் தேடுகிறீர்களானால் அதற்-கான சில டிப்ஸ் இந்த பதிவில் உள்ளது. உங்கள் தலைமுடி வேகமாக வளர எந்த மந்திர வழியும் இல்லை. ஆனால் முடி வளர்ச்சியை ஊக்-குவிக்கவும், முடி ஆரோக்கியத்தை மேம்படுத்தவும் வழிகள் உள்ளன.

முடி வளர்ச்சிக்கு உங்கள் உணவில் அத்தியாவசிய வைட்டமின்க-ளைச் சேர்ப்பது ஒரு வழி. ஒரு நாளில் நீங்கள் சாப்பிடுவது உங்கள் உடலில் மட்டுமல்ல, உங்கள் தலைமுடியிலும் பிரதிபலிக்கிறது. வைட்-டமின்களை வழக்கமாக உட்கொள்வது உங்களுக்கு நீண்ட மற்றும் வலுவான இழைகளைக் கொண்டிருக்க உதவும். இதனால் அவை உடைக்கப்படுவதற்கான வாய்ப்புகள் குறைவு. உங்கள் உணவில் சேர்க்க வேண்டிய மிக முக்கியமான வைட்டமின்கள் மற்றும் அவற்றின் ஆதா-ரங்கள் இங்கே.

வைட்டமின் A:

வைட்டமின் ஏ உடல் சரியாக செயல்பட தேவையான ஒரு ஊட்டச்-சத்து ஆகும். வைட்டமின் ஏ இல் உள்ள கரோட்டினாய்டுகள் மற்றும் ரெட்டினாய்டுகள் உச்சந்தலை எண்ணெய் உற்பத்தியில் உதவுகின்றன. இது முடியை வலுப்படுத்த உதவுகிறது. இது முடியை ஈரப்பதமாக்குவ-தற்கும், இரத்த ஓட்டத்தை ஊக்குவிப்பதற்கும் உதவுகிறது. இது மயிர்க்-கால்களை வலுப்படுத்த உதவுகிறது. இது முடி வளர்ச்சிக்கு உதவு-கிறது. இனிப்பு உருளைக்கிழங்கு, பால், முட்டை, இறைச்சி, கீரை, காலே, பூசணி, கேரட், ப்ரோக்கோலி, பாதாம், மற்றும் கோழி ஆகி-யவை வைட்டமின் ஏ இன் நல்ல ஆதாரங்கள்.

வைட்டமின் B அல்லது பயோட்டின்:

ஆரோக்கியமான மற்றும் அடர்த்தியான முடியின் வளர்ச்சியில் பயோட்டின் முக்கிய பங்கு வகிக்கிறது. கூந்தலுக்கான அதன் நன்மை-கள் அறிவியல் பூர்வமாக நிரூபிக்கப்பட்டுள்ளதால் இது பல முடி பரா-மரிப்பு தயாரிப்புகளில் சேர்க்கப்பட்டுள்ளது. முடி மெலிந்து அல்லது முடி உதிர்தலால் பாதிக்கப்படுபவர்களுக்கு இது உதவக்கூடும். சுருக்கமாக, பயோட்டின் உட்கொள்ளல் முடியின் தரத்தை மேம்படுத்துகிறது மற்றும்

முடி வளர்ச்சியை மேம்படுத்துகிறது. பி-வைட்டமின் நிறைந்த ஆதாரங்-
களில் பால், முட்டை, காலிஃபிளவர், சீஸ், காளான், இனிப்பு உரு-
ளைக்கிழங்கு, கீரை, ப்ரோக்கோலி, சால்மன், பன்றி இறைச்சி, தானி-
யங்கள் மற்றும் மத்தி மீன் ஆகியவை அடங்கும்.

வைட்டமின் C:

அஸ்கார்பிக் அமிலம் என்றும் அழைக்கப்படும், வைட்டமின் சி
கொலாஜன் உற்பத்திக்கு உதவும். இது முடி ஆரோக்கியத்தை பராமரிக்க
முக்கியம். ஆன்டிஆக்ஸிடன்ட்கள் உற்பத்தியிலும் இது உதவுகிறது. இது
ஃப்ரீ ரேடிக்கல்களை எதிர்த்துப் போராடவும், முடி வளர்ச்சியை மேம்ப-
டுத்தவும் உதவுகிறது. இது நகம் மற்றும் சரும ஆரோக்கியத்தை பரா-
மரிக்கவும் உதவும். பாதாம், முட்டை, காலிஃபிளவர், சீஸ், காளான்,
இனிப்பு உருளைக்கிழங்கு, ராஸ்பெர்ரி, சால்மன், முழு தானிய ரொட்டி,
கீரை, வெண்ணெய், ஆரஞ்சு மற்றும் திராட்சைப்பழம் போன்ற சிட்ரஸ்
பழங்களில் வைட்டமின் சி அதிகம் உள்ளது.

வைட்டமின் D:

வைட்டமின் டி, 'சன்ஷைன் வைட்டமின்' என்றும் அழைக்கப்படுகி-
றது. இது நோய் எதிர்ப்பு சக்தியை அதிகரிக்கவும், எலும்புகள் மற்றும்
பற்களின் வளர்ச்சியை எளிதாக்குவதற்கும் தேவையான ஊட்டச்சத்துக்-
களில் ஒன்றாகும். ஆனால் இது உங்கள் தலைமுடிக்கும் சிறந்தது என்று
உங்களுக்குத் தெரியுமா? உடலில் வைட்டமின் டி இல்லாததால் முடி
மெலிந்து, அலோபீசியா அரேட்டா போன்ற பிரச்சினைகள் ஏற்படக்-
கூடும். எனவே, நீங்கள் முடி உதிர்தலைக் கட்டுப்படுத்த விரும்பினால்
வைட்டமின் டி யை அதிகமாக பெற வேண்டும். வைட்டமின் டி இன்
சிறந்த ஆதாரம் சூரியன். இந்த சக்திவாய்ந்த ஊட்டச்சத்தின் உணவு
ஆதாரங்களில் சால்மன், தானியங்கள், காளான், கொட்டைகள், முட்-
டையின் மஞ்சள் கரு, ஓட்மீல், சோயாபீன்ஸ், சோயா பால், ஆரஞ்சு
சாறு, மத்தி மற்றும் சீஸ் ஆகியவை அடங்கும்.

★வைட்டமின் E:

வைட்டமின் ஈ என்பது ஆக்ஸிஜனேற்ற பண்புகளைக் கொண்ட
எட்டு கொழுப்பு-கரையக்கூடிய வைட்டமின்களின் குழு ஆகும். இது
உயிரணு சவ்வுகளை சேதப்படுத்தும் மற்றும் முடி பிரச்சினைகளை ஏற்-
படுத்தும் ஃப்ரீ ரேடிக்கல்களை நடுநிலையாக்குகிறது. வைட்டமின் ஈ
தவறாமல் உட்கொள்வது உங்கள் தலைமுடிக்கு மட்டுமல்ல, உங்கள்

சருமத்திற்கும் ஒட்டுமொத்த ஆரோக்கியத்திற்கும் நன்மை பயக்கும். மா, கிவி, பிஸ்தா, சோயாபீன் எண்ணெய், ஆலிவ், வேர்க்கடலை, பாதாம், பழுப்புநிறம், ப்ரோக்கோலி,

பசலைக்கீரை மிக அதிக அளவில் வைட்டமின்கள் நிறைந்திருக்-
கின்றன...

பசலைக்கீரையில் மிக அதிக அளவில் வைட்டமின்கள் நிறைந்-திருக்கின்றன. அதிலும் குறிப்பாக, வைட்டமின் ஏ மற்றும் சி அதிக அளவில் இருக்கின்றன. அதோடு பொட்டாசியம், சுண்ணாம்புச் சத்து மற்றும் உப்பின் காரச்சத்து ஆகியவை நிறைந்திருக்கின்றன.

பசலைக் கீரையில் இரும்பு சத்து அதிகம் உள்ளது. இதில் உள்ள இரும்புச் சத்து மிகவும் ஜீரணமாகி உடம்பில் ஒட்டுகிறது. எனவே ரத்த சோகை நோயாளிகளுக்கு அது மிகவும் பயன் தருகின்றது.

நீரிழிவு நோயாளிகளுக்கு இந்த கீரை மிகவும் சிறந்தது. ஏனெனில் இரத்ததில் உள்ள சர்க்கரையின் அளவை நிலையாக வைத்திருக்க இந்த கீரை உதவுகிறது.

பாலக் கீரை ரத்த சிவப்பு அணுக்களை அதிகமாக உற்பத்தி செய்வதால் இது அனிமியா நோய் வராமல் தடுக்க உதவுகிறது. பாகல் கீரையுடன் வேப்பிலை ஓமம், மஞ்சள் ஆகியவற்றைச் சேர்த்து கஷாயமாக்கிச் சாப்-பிட்டால் பெருவயிறு குறையும்.

பாலக் கீரையில் போலிக் ஆசிட் அதிக அLaவில் உள்ளதால் கர்ப்-பிணிகள் இதனை அதிகம் எடுத்துக் கொண்டால் நல்லது.

பித்தம், நீர்த்தாரை, வெட்டை நோய்கள், மேகநோய் போன்ற தோல் நோய்களைக் குறைக்கும் வேலையை இந்த பசலைக்கீரை செய்கிறது.

குழந்தைகளுக்கு பால் கொடுக்கும் தாய்மார்கள் இந்த கீரையை அதிகம் சாப்பிட்டால் பால் அதிகம் சுரக்கும்.

இந்த கீரையில் புரத சத்து நிறைந்துள்ளது. எனவே இந்த கீரையை தினமும் எடுத்து கொண்டால் மாரடைப்பு ரத்த குழாய்கள் அடைப்பு போன்ற இதய நோய்கள் வராமல் தடுக்கலாம்.

காய்கறிகள், பழங்கள், பால் ஆகியவற்றில் இருந்து வைட்டமின்கள் அதிகமாக கிடைக்கின்றன. வைட்டமின்கள், கொழுப்பு மற்றும் எண்-ணெய் சத்துக்களை உடல் ஏற்று கொள்ளுமாறு செய்யக்கூடிய நுண்ணிய

சக்தி வாய்ந்தவை. வைட்டமின்கள் ஏ,பிசி,டி ஆகியவற்றின் பிரிவுகள் இருபதிற்கும் மேல் உள்ளன.

வைட்டமின்கள் உணவில் மிகச்சிறிய அளவே இருந்தாலும் உடல்-நலத்திற்கு இவை மிகவும் முக்கியமானவை. பல வைட்டமின்கள் வெப்-பத்தினால் மடியக்கூடியவை. எனவே உடல்நலம் பற்றி அதிக அக்கறை செலுத்துபவர்கள் உணவை அதிகம்நேரம் சமைக்கக்கூடாது. அதிகம் சமைக்கப்பட்டு உண்ணப்படும் உணவில் வைட்டமின்களின் எண்ணிக்கை வெகுவாய் குறைந்துவிடும்..

உடலின் ஒவ்வொரு செல்லுக்கும் தாது உப்புக்கள் இன்றியமையாதவை. எல்லா பழங்கள், காய்கறிகள், தானியவகைகள், மூலிகைகள், கடற்-பாசி ஆகியவற்றிலும் தாது உப்புக்கள் அதிகம் இருக்கும். கடற்பாசியில் அயோடின் சத்து மிக அதிகமாக இருப்பதால் தைராய்டுகளில் ஏற்படும் கோளாறுகளுக்கு இது நல்ல மருந்தாக விளங்குகிறது. தாதுஉப்புக்கள் சிறுநீரில் வெளியேறி கொண்டே இருக்கும். ஆனால் இந்த சத்துக்கள் உட கண்கள் நமக்கு அழகு சேர்ப்பவை மட்டுமல்ல; அவை மிகவும் முக்கியமான உறுப்புகளுமாகும்.

கண்களின் பார்வை திறனை நாம் பாதுகாக்கவேண்டும். அதற்கு உரிய உணவுகளை சாப்பிடுவதோடு, கண்களை பாதிக்கும் செயல்களில் ஈடுபடாமலும் இருக்கவேண்டும். காரட்டுகள் மட்டுமன்றி பீட்டா கரோ-டின் இருக்கக்கூடிய பழங்கள் மற்றும் காய்கறிகளும் கண்களின் ஆரோக்கியத்தை பாதுகாக்கக்கூடியவை. பீட்டா கரோட்டின், வைட்-டமின் ஏ ஊட்டச்சத்தின் ஒருவகையாகும். இது விழித்திரை மற்றும் கண்களின் மற்ற பாகங்கள் நன்றாக செயல்பட உதவுகிறது. பீட்டாக-ரோட்டின் மட்டுமல்ல, வேறு பல வைட்டமின்கள் மற்றும் தாது உப்-புகளும் கண்களின் ஆரோக்கியத்துக்கு அவசியமானவை. வைட்டமின் ஏ, பார்வை இழப்பை தடுக்கிறது. வைட்டமின் சி, கண்களுக்குள் ஏற்ப-டும் நீர் அழுத்தமான குளுக்கோமா பாதிப்பை தடுக்கிறது. அல்மாண்ட், சூரியகாந்தி விதைகள்,

வேர்க்கடலை, சர்க்கரை வள்ளிக் கிழங்கு மற்றும் பீநட் பட்டர் ஆகியவற்றில் காணப்படும் வைட்டமின் இ, ஃப்ரீ ராடிகல்ஸ் என்னும் நிலையற்ற அணுக்கள் நம் உடலின் செல்களை, கண்களின் செல்களை பாதிக்காமல் பாதுகாக்கிறது. வைட்டமின் சி மற்றும் கரோடினாய்டுகளு-

டன் வைட்டமின் இ சேர்ந்து செயல்பட்டு, வயோதிபத்தின் காரணமாக கண்களில் பாதிப்பு ஏற்படாமல் பாதுகாக்கிறது. பிரெக்கோலி, ஸ்ட்ரா-பெர்ரி, ஆரஞ்சு போன்றவற்றில் இருக்கும் வைட்டமின் சி, ஆக்சிஜனேற்ற தடுப்பானாக (ஆன்டிஆக்ஸிடென்ட்) செயல்படுகிறது. இது கண்புரை மற்றும் முதுமையின் காரணமாக கண்களில் ஏற்படக்கூடிய பாதிப்புகளை தடுக்கிறது. முட்டை, காரட் ஆகியவற்றில் உள்ள வைட்-டமின் ஏ, மாலைக்கண் நோயை தடுக்கும். கண்கள் வறண்டுபோகாமல் பாதுகாக்கும். கண்களில் ஏற்படக்கூடிய சில பாதிப்புகளை இது குணப்-படுத்தும். முட்டை, காளான், சிறுமீன்கள் ஆகியவற்றில் காணப்படும் வைட்டமின் டி சத்தும், முதுமையின் காரணமாக உருவாகக்கூடிய கண் பாதிப்புகளை தடுக்கிறது.

நம் சிறுவயதில் ''தட்டில் இருக்கும் காய்கறியை மிச்சம் வைக்காமல் சாப்பிடு'' என நம் பெற்றோர் வலியுறுத்துவது வழக்கம். ஏன் எனக் கேட்டால் காய்கறி சாப்பிட்டால்தான் உடம்புக்கு நல்ல சக்தி கிடைக்கும் என்று கூறுவார்கள். ஆனால் அது எப்படி நடக்கிறது என்ற கேள்விக்கு பெரும்பாலும் பதில் கிடைப்பதில்லை.

நாம் சாப்பிடும் உணவுகளில் நம் உடல் வளர்ச்சி மற்றும் ஆரோக்கி-யத்துக்கு அத்தியாவசியமான பல ஊட்டச்சத்துகள் உள்ளன. அவற்றை நம் உடலுக்கு தேவைப்படும் சக்தியாக மாற்ற வைட்டமின்கள் உதவு-கின்றன. அப்படிப்பட்ட வைட்டமின்கள், காய்கறி மற்றும் பழவகைகளில் அதிகம் இருப்பதால்தான் பெற்றோர்கள் காய்கறிகளை சாப்பிடும்படி குழந்தைகளுக்கு அறிவுறுத்துகிறார்கள்.

நம் மனித உடலில் சிறு செல்கள் உருவாவது முதல் அனைத்து வகையான இயக்கங்களிலும் வைட்டமின்களின் பங்கு உள்ளது.

மற்ற ஊட்டச்சத்துகளான மாவுசத்து, புரத சத்து, கொழுப்பு மற்றும் தாது உப்புகள் போல் வைட்டமின்கள் நம் உடலில் சேமிக்கப்படுவ-தில்லை. தேவைப்பட்டது போக மிச்சம், உடலில் இருந்து பெரும்பாலும் வெளியேறி விடும். அதனால் தினமும் நம் உடலுக்கு வைட்டமின்கள் தேவை.

மற்ற ஊட்டச்சத்துகள் நம் உடலில் செயல்படுவதற்கு, ஊக்கமளிக்கும் வினை ஊக்கியாக (Catalyst) வைட்டமின்கள் செயல்படுவதே அதன் முக்கிய சிறப்பு.

நம் ஆரோக்கியமான வளர்ச்சிக்கு இன்றியமையாத வைட்டமின்கள் இருவகைப்படும். அவை

கொழுப்பில் கரையும் வைட்டமின்கள் — வைட்டமின் ஏ, டி, ஈ, கே,

நீரில் கரையும் வைட்டமின்கள் — வைட்டமின்கள் பி மற்றும் சி.

கொழுப்பில் கரையும் வைட்டமின்கள்

வைட்டமின் ஏ:

கீரை, காரட் சாப்பிடு அப்பதான் கண்ணு நல்லா தெரியும் என பலர் கூறி கேட்டிருப்பீர்கள். அதற்கு முக்கிய காரணம் அவற்றில் வைட்டமின் ஏ அதிகம் இருப்பது தான்.

சிறப்பான கண்பார்வை ஆரோக்கியமான சருமம், எலும்பு ,பல் வளர்ச்சி மற்றும் நோய் எதிர்ப்பு சக்தி ஆகியவற்றிக்கு வைட்டமின் ஏ அவசியம்

கீரைகள், கேரட், சர்க்கரைவள்ளி கிழங்கு, பூசணிக்காய், ஆரஞ்சுப்-பழம், பால், முட்டை, பாலாடைக்கட்டி, வெண்ணெய், மீன் எண்ணெய், ஆகிய உணவுகளில் வைட்டமின் ஏ உள்ளது.

வாரம் இரு தினம், 15 நிமிடம் வெயிலில் நடமாடினாலே உடலில் வைட்டமின் டி குறைபாடு ஏற்படாது. அதனால் குழந்தைகள் விளை-யாடுவதை பெற்றோர் ஊக்குவிக்க வேண்டியது அவசியம்.

சூரிய ஒளி, முட்டை, ஆட்டு ஈரால், மீன், பால் ஆகிய உணவுக-ளில் வைட்டமின் டி அதிகம் உள்ளது.

தேங்காய் எண்ணெய், கடுகு எண்ணெய், கீரைகள், கோதுமை, முட்டை, பருப்புகள், பயிறுகள், சிறுதானியங்கள் ஆகியவற்றில் வைட்-டமின் ஈ அதிகம் உள்ளது.

நாம் கீழே விழுந்து அடிப்பட்டாலோ, காய்கறி நறுக்கும் போது விரலை வெட்டிக்கொண்டாலோ ரத்தம் வருவது இயல்பான செயல். ஆனால் அந்த ரத்தம் சிறிது நேரத்தில் நின்று விடுகிறது. ஏன் தெரி-யுமா?

அதற்கு காரணம் ரத்தம் அதிகம் வெளியேறினால் ஏற்படும் ஆபத்தை தடுக்க நம் உடலே இயற்கையாக ரத்தத்தை உறைய வைத்து ரத்தபோக்கை நிறுத்திவிடும். இதற்கு ரத்தம் உறைதல் (Blood Clotting) என்று பெயர்.

நம் உயிரை காக்கும் இந்த செயலுக்கு வைட்டமின் கே மிக அவசி-யம். வைட்டமின் கே குறைபாடு உள்ளவர்களுக்கு ரத்தம் உறையாமல் அதிக ரத்தபோக்கு ஏற்படும் ஆபத்து உள்ளது. எனவே நம் உயிர் காக்-கும் வைட்டமின் கே நமக்கு மிகவும் அத்தியாவசமானது..

நீரில் கரையும் வைட்டமின்கள் : பி மற்றும் சி வைட்டமின்கள்

நான் நல்லாதான் சாப்பிடுறேன். ஆனாலும் எனக்கு உடம்பு சோர்வா இருக்கு என்று பலர் புலம்புவதை கேட்டிருப்பீர்கள். இதற்கு காரணம் பி மற்றும் சி வைட்டமின்களின் குறைபாடாக இருக்கலாம்.

ஏனென்றால் நமக்கு சக்தி கொடுக்கும் அடிப்படை ஊட்டச்சத்து-களான மாவு, புரதம் மற்றும் கொழுப்பு சத்துக்கள் நம் உடம்புக்கு தேவைப்படும் சக்தியாக மாற, பி மற்றும் சி வைட்டமின்கள் அவசியம். அவை இல்லாமல் நம் உடலுக்கு சக்தி கிடைக்காது. எவ்வளவு சாப்-பிட்டாலும் சோர்வுதான் மிஞ்சும்.

இந்த வைட்டமின்கள் நீரில் கரையக்கூடியது என்பதால் தினமும் நம் உடலில் இருந்து வெளியேறிவிடும். அதனால் நம் சாப்பாட்டில் எப்போ-தும் பி மற்றும் சி வைட்டமின்கள் அதிகம் கொண்ட உணவு வகைகளை சேர்த்துகொள்ள வேண்டும்.

நம் நோய் எதிர்ப்பு ஆற்றல் மேம்பட, உடல் சோர்வை போக்க வைட்டமின் சி மிக அவசியம்.

நம் தசைகளின் வளர்ச்சிக்கு மிகவும் முக்கியம்.

இரும்பு சத்து, புரதம் மற்றும் போலிக் அமிலம் ஆகியவை நம் உடலில் சேர வைட்டமின் சி உதவுகிறது.

ஆரோக்கியமான ரத்த குழாய்களுக்கும், எலும்பு மற்றும் பற்களின் ஆரோக்கியத்திற்கும் மிக அவசியம்.

வைட்டமின் சி குறைபாடு ஸ்கர்வி (Scurvy) என்ற நோயை ஏற்-படுத்தும். மேலும் வைட்டமின் சி குறைபாடு மனசோர்வை அளிக்கும்.

எலுமிச்சை, ஆரஞ்சு பழ வகைகள், நெல்லிக்காய், கீரைகள், தக்-காளி, காலி ப்ளவர், உருளை கிழங்கு, சர்க்கரை வள்ளி கிழங்கு, மாம்-பழம், பப்பாளி போன்ற மஞ்சள் மற்றும் ஆரஞ்சு நிற பழங்கள் ஆகி-யவை வைட்டமின் சி நிறைந்த உணவுகள் ஆகும்.

நம் உடலின் மூளை முடுக்கெல்லாம் சென்று அனைத்து முக்கிய பணிகளுக்கும் ஆதாரமாக விளங்கும் வைட்டமின்களை நாம் அனைவ-

ரும் உணவில் தவிர்க்காமல் சேர்த்து கொள்ள வேண்டும்.

காய்கறி பிடிக்காது, பழங்கள் சாப்பிடமாட்டேன் என்று அடம்பிடிக்-கும் குழந்தைகளுக்கு அவற்றின் அத்தியாவசியத்தை கூறி புரியவைப்பது பெற்றோர்களின் கடமையாகும். கலர் கலர் காய்கறி மற்றும் பழங்களை சுவாரஸ்யத்துடன் உண்ண அவர்களை ஊக்குவிக்கவேண்டும். அப்போது தான் அவர்களின் எதிர்கால வளர்ச்சி நன்றாக இருக்கும்.

நான்

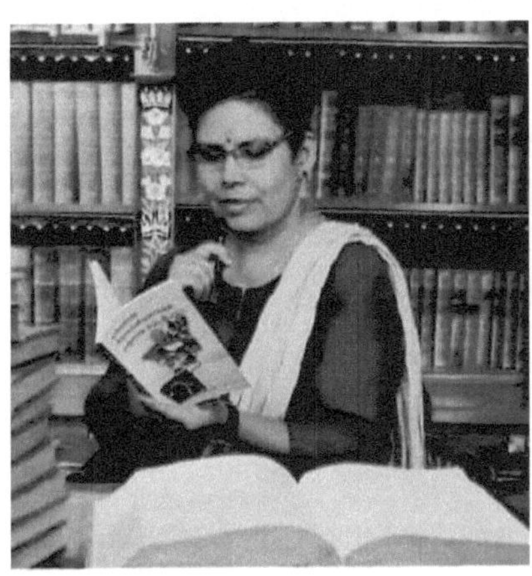

வாசகர்ளால் நான்
வாசகர்களுக்காக நான்
முற்போக்கு எழுத்தாளர் வி.எஸ்.ரோமா – கோயம்புத்தூர்
+91 82480 94200
20 புத்தகங்கள் எழுதியுள்ளேன்
விருதுகள் பல பெற்றுள்ளேன்.
கதை , கவிதை, கட்டுரை, நாவல் பொன்மொழி, நாட–
கம்
எழுதுவேன்.
என்
எழுத்து
என் மூச்சுள்ள வரை
என் வாசிப்பே
என் சுவாசிப்பு
என்றும்
எழுதிக் கொண்டிருக்க வே

என் ஆசை

நான் திருமணமே செய்து கொள்ளாத பெண்மணி என்-
பதில் எனக்கு மகிழ்வே.

என் எழுத்துக்கு முழு ஒத்துழைப்பு கொடுப்பவர்கள் என்
பெற்றோர்களே.

தந்தை

கா சுப்ரமணியன் _ தாசில்தார் - ஓய்வு

தாய்.

சு. கிருஷ்ணவேணி

என் பெற்றோர்களே

என்

எழுத்துக்கும்

எனக்கும் முழு ஒத்துழைப்பு தருகின்றவர்கள் என்பதில்
எனக்கு மகிழ்ச்சியே.

நான் ரோமா ரேடியோ

என்ற பெயரில் எஃப் எம் ஆரம்பித்துள்ளேன்.

என்

எழுத்து

என் ரோமா வானொலி மூலம்

எங்கும் ஒலிக்க

எட்டு திக்கும் ஒலிக்க

என் ஆவல்.

பெண்களை

பெரிதாக நினைத்துப்

பெரும் மகிழ்ச்சியடைந்து

பெருமைப் படுத்த வேண்டும்.

முற்போக்கு எழுத்தாளர்

வி.எஸ். ரோமா

Roma Radio

கோயம்புத்தூர்

+91 82480 94200